60歳からの脳トレ

もの忘れ、認知症にならない 中学社会思い出しテスト

ど忘れ現象を防ぐ会 編

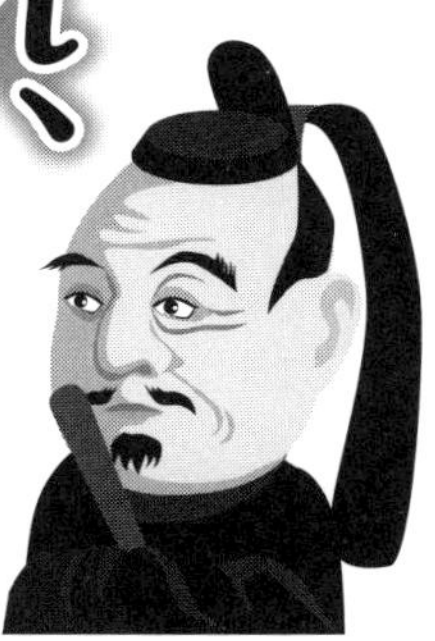

楽しみながら
全660問

コスモ21

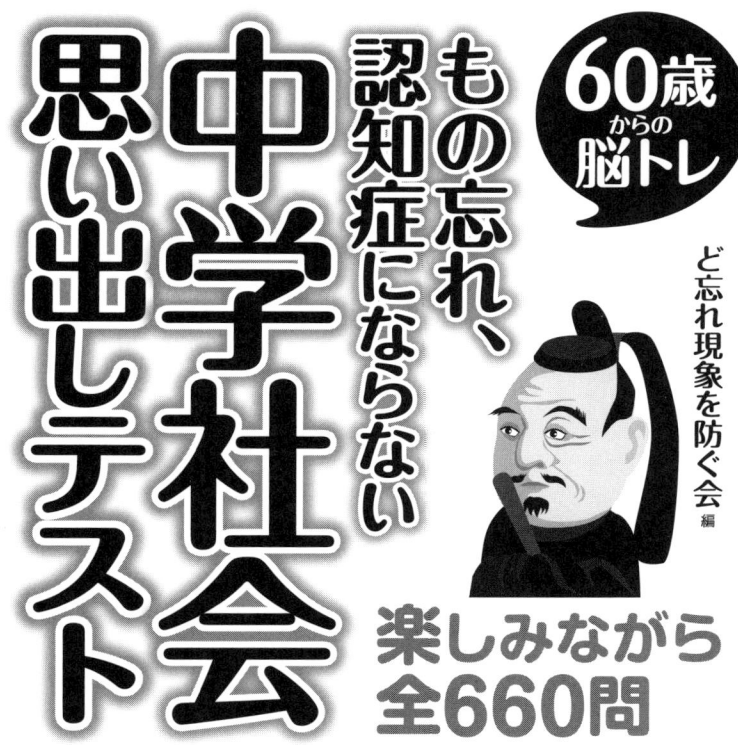

はじめに＊覚えていますか、中学社会　あなたは何問わかりますか？

本書は、中学校社会科で習ったことを、どこまで思い出せるか、というテスト形式の本です。

新聞やテレビで目にし、耳にしている言葉でよくわかっているつもりでも、いざ質問に答えようとしたら、「えっ、あれっ！　これは何だったかな？」と答えが出てこない、ということがよくあります。脳がサビ付き、眠っているのです。

ということで、中学生時代にタイムスリップして、社会科の歴史・地理・公民の授業を思い出し、楽しんでください。

「ど忘れが多くなったな～、老化現象かな～」という方は、是非頭の奥底に眠った記憶情報を呼び醒《さ》ますためのトレーニングをしましょう。

「質問」という刺激で脳を揺さぶり、「答える」ことで脳の記憶回路を活性化するのです。「知的クイズ感覚」で楽しめば、脳に元気を与えること間違いなしです。難しい問題の場合は、調べましょう。調べることも脳を活性化させます。そして解答を本書に記入せず、紙に書きましょう。

各章の後ろに正解を記してあります。漢字で書ける解答は、できるだけ漢字で答えてください。

この文字を書く、指を動かす、という行為も脳の老化や認知症を防ぐことが、脳医学の最先端の研究で明らかにされています。

さあ、ど忘れ現象を解消し、脳の働きを活性化する『中学社会思い出しテスト』を大いに楽しんでください。また、自己採点も忘れずにやりましょう。あなたは何問解けるでしょうか？

※本書の解答は、現在の社会科で教えている内容と違う場合があります。

ど忘れ現象を防ぐ会

◎もくじ　60歳からの脳トレ　もの忘れ、認知症にならない　中学社会　思い出しテスト

はじめに＊覚えていますか、中学社会　あなたは何問わかりますか？……2

第1章
あの時代、あの人物、あの事件……
▼中学歴史　思い出しテスト〔全360問〕……5

第2章
あの国、あの都市、あの気候……
▼中学地理　思い出しテスト〔全200問〕……85

第3章
社会生活、政治経済、法律……
▼中学公民　思い出しテスト〔全100問〕……133

第1章

あの時代、あの人物、あの事件……

▶中学歴史 思い出しテスト◀
全360問

◎ 自己採点しましょう ◎

〔290問正解〕 ★★★ 大変よくできました
〔215問正解〕 ★★☆ よくできました
〔145問正解〕 ★☆☆ もう少し頑張りましょう

問 1

猿から直立二足歩行をするようになり、道具を使用するようになった人類を何と言いますか？　①猿人　②原人　③新人

問 2

現在の人類の直接の祖先とされている新人は、「○○・○○○○○○」です。

問 3

四大文明の一つであるエジプト文明は、「○○○川」流域で発生しました。

問 4

メソポタミア文明で使われた文字は？
①象形文字　②くさび形文字　③甲骨文字

問 5

紀元前一世紀に地中海沿岸で栄えた「○○○帝国」は、コロセウムなどのすぐれた建造物を造りました。

問6

ネパールのルンビニに生まれ、仏教の開祖となった人物は、誰でしょう？

問7

孔子が説いた教えはのちに、「○教」のもとになりました。

問8

紀元前の中国戦国時代、秦を統一し、初めて皇帝を名乗った人物は、秦の「○○○」です。

問9

漢と西方の国は、「○○○○○○○」を通って絹、馬、宝石などを運び交易しました。

問10

メソポタミア文明では、月の満ち欠けをもとに「○○暦」が作られました。

問 11

縄文時代に縄目の文様がついた低温で焼かれた土器は？

「○○土器」です。

問 12

縄文時代に生きた人々は、

「○○住居」と呼ばれる建物を建てて住みました。

問 13

縄文時代の人々が食べた貝類の殻や魚の骨などの不要物が積もってできた遺跡を「○○」と言います。

問 14

縄文時代に魔除けや家族の繁栄などを祈って作った土製の人形を何と言いますか？「○○」

問 15

静岡県で発見された弥生時代の農耕集落の遺跡は、何と呼ばれていますか？「○○遺跡」

問 16

弥生時代に稲作とともに伝わった銅剣、銅鐸などの「○○器」は、主に祭りの宝物として供えられました。

問 17

弥生時代、奴国《なこく》の王は後漢の皇帝に貢物を贈り、「○○」を授けられました。

問 18

後漢王朝の衰退により220年に、魏《ぎ》、呉《ご》、「○」が中国を分割して争う三国時代となりました。

問 19

3世紀ごろ日本にあった国・邪馬台国は、女王の「○○○」が治めていました。

問 20

前が方形で後ろが円形になった、最も大きな形式の古墳は、何と言いますか？「○○○○墳」

問21

古墳の周りに置かれた土製品で、古墳の崩れ止めや、飾りとして使われたものを何と言いますか？「○○」

問22

古墳時代、中国大陸や朝鮮半島から移住してきた人を何と呼びましたか？「○○人」

問23

大和政権は４００年前後に百済と手を結び、高句麗や「○○」と戦いました。

問24

５９３年に聖徳太子は「○○天皇」の摂政になりました。
①推古　②天智　③桓武

問25

聖徳太子は「○○○」の憲法によって、役人の心構えを示しました。

問 26

607年に小野妹子らは「○○○」として派遣され、隋との正式な国交を目ざしました。

問 27

飛鳥文化は日本最初の「○○文化」です。
①儒教　②仏教　③キリスト教

問 28

聖徳太子が建てた世界最古の木造建築物を何と言いますか？「○○○」

問 29

人口百万人を超える唐の国際都市はどこですか？「○○」

問 30

645年、中大兄皇子と中臣鎌足が蘇我氏を倒し、政治を改革したことを何と言いますか？「○○○○○」

問31

天智天皇の死後、672年に天皇の位をめぐって起きた戦いを「○○の乱」と言います。

問32

701年、日本は「○○律令」を制定し、律令政治の仕組みを整えました。

問33

710年、唐の都・長安にならって奈良に造られた都を「○○京」と言います。

問34

日本は律令制のもと、九州北部に「○○○」を置いて、九州の統治、海岸防備、外交などに当たらせました。

問35

日本最古の貨幣と言われている708年に鋳造された貨幣は「○○○○」です。

問 36

律令制下、兵役の義務があり、特に九州地方の筑紫や壱岐、対馬などを守ったのは「○○」と呼ばれました。

問 37

奈良時代、聖武天皇は「○教」の力で国家を守ろうとして、人々に信仰することをすすめました。

問 38

聖武天皇は奈良の都に「○○寺」を建て、本尊として大仏を造らせました。

問 39

聖武天皇は国ごとに「○○寺」と「○○尼寺」を建てました。○○には共通の文字が入ります。

問 40

唐との友好を保ち唐の進んだ知識を学ぶために派遣された人のことを何と言いますか？「○○○」

問 41

仏教の制度を伝え、唐招提寺を建てた唐の盲目の僧は？日本の律宗の開祖です。「○○」

問 42

東大寺の正倉院を代表とする宝物を良好な状態に保存する建築様式は「○○造」です。

問 43

天皇・貴族・農民・防人らの作品が約４５００首収められた日本最古の和歌集は「○○集」です。

問 44

７１２年に太安万侶《おおのやすまろ》によって作られた日本最古の歴史書を「○○記」と言います。

問 45

７２０年に舎人親王《とねりしんのう》らによって作られた日本最古の正史の歴史書は「○○書紀」です。

問 46

794年、桓武天皇が京都に移した都は「○○京」です。

問 47

最澄が比叡山に延暦寺を建て、「○○宗」を広めました。

問 48

高野山に「○○」が金剛峯寺を建て、真言宗を広めました。

問 49

894年、遣唐使の停止を進言し、学問の神様として知られる人物は「○○○○」です。

問 50

平安時代に疫病の退散を願ったことが起源とされる京都の八坂神社の祭りを何と言いますか？「○○祭」

問51
藤原氏が行なった摂関政治で、天皇が幼い時には「○○」、成人してからは「○○」となり、政治の実権を握りました。

問52
紀貫之が編集した最古の勅撰《ちょくせん》和歌集は？
「○○和歌集」

問53
源氏物語を著した人は？
「○○○」

問54
枕草子を著した人は？
「○○○○」

問55
平安時代の初期から女性向きの文字として、「○○文字」が普及しました。

問 56

念仏を唱え阿弥陀仏にすがり、死後に極楽浄土に生まれ変わることを願う信仰は？「○○信仰」

問 57

10世紀中頃、関東で起きた地方武士の反乱を「○○○の乱」と言います。

問 58

1051年、陸奥の豪族安倍氏が国司に対して、「前○年の役」という反乱を起こしました。

問 59

1083年、出羽の清原氏の内紛が原因で、「後○年の役」という戦いが起こりました。

問 60

貴族出身の有力武士の源氏と「○○」は、武家の棟梁《とうりょう》（リーダー）として勢力を強めます。

問 61

1159年、平清盛が源義朝を破った戦いを、「○○の乱」と言います。

問 62

1167年、平清盛は武士として初めて「○○大臣」となりました。

問 63

幼名を牛若丸と呼ばれた源頼朝の弟、「○○○」は、源平の戦いで大活躍します。

問 64

1185年、源氏は「○○○の戦い」で平氏を滅ぼしました。

問 65

1192年、源頼朝は朝廷から「○○○○○」に任命されました。

問 66

鎌倉幕府では国ごとに御家人の監督や軍事・警察を目的として「○○」を置きました。

問 67

鎌倉幕府では荘園・公領に年貢を取り立てる「○○」を置きました。

問 68

鎌倉幕府は朝廷を監視する為に京都に「○○○探題」を置きました。

問 69

源頼朝の死後、北条氏が代々「○○」となって政治を行ないました。

問 70

１２２１年、後鳥羽上皇が鎌倉幕府に対して倒幕の兵を挙げ、敗れた兵乱を「○○の乱」と言います。

問 71

鎌倉時代に近畿地方を中心に米の裏作に麦が作られる「○○○」が始まりました。

問 72

鎌倉時代、平家の栄華と没落を描いた「祇園精舎の鐘の声……」で始まる軍記物語は？

問 73

鎌倉時代、地頭・御家人に無担保、高利で金を貸し付ける「○○」という金融業者が現れました。

問 74

鎌倉時代、公家文化を土台にして、素朴で力強い「○○文化」が興りました。

問 75

鎌倉時代、運慶らが東大寺南大門に作った像は？「○○○○像」

問 76

平家物語を伝えた盲目の僧は？
「○○法師」

問 77

天変地異に襲われた鎌倉時代に、
鴨長明によって著された随筆のタイトルは？「○○○」

問 78

比叡山を下りて念仏の教えを広めた法然を開祖とし、
新仏教の先駆けとなった宗派は？
「○○宗」

問 79

浄土真宗の開祖となった人物は？
「○○」です。享年90歳（満89歳）で入滅《にゅうめつ》しました。

問 80

栄西が開祖となり、
幕府の保護を受けていた禅宗は？「○○宗」

問81

日本の曹洞宗の開祖となった人物は？「○○禅師」です。高祖と尊称されています。

問82

鎌倉時代に「○○」が開祖となった法華経を信仰する宗派は？「○○宗」。○○には共通の文字が入ります。

問83

モンゴル民族を統一し、モンゴル帝国を建設した人物は？「○○○○・○○」

問84

モンゴル帝国の第五代皇帝・フビライ・ハンは国号を「○」としました。

問85

鎌倉時代の後、皇室が二つに分かれた時代を何と言いますか？「○○○時代」

問 86

室町幕府を開いた初代将軍は誰?
「○○○○」です。

問 87

1392年、第三代将軍「○○○○」は朝廷を統一し、室町幕府の全盛期を築きました。

問 88

守護は私有地の「○○」を領地とし、地頭や地侍を従え、守護大名へと成長していきます。

問 89

マルコ・ポーロは「○○○○○」にて、日本を黄金の国ジパングとしてヨーロッパに紹介しました。

問 90

15世紀初め、沖縄本島を尚氏《しょうし》が統一し、「○○王国」を建国しました。

問 91

室町幕府では商工業者の同業組合として、「○」が発達しました。

問 92

農民らは「○○」を開き、村の掟や行事などを決めました。

問 93

浄土真宗の信徒らが守護大名に反抗して起こした一揆を何と言いますか？「○○一揆」

問 94

１４６７年、足利義政の跡継ぎ争いで起きた戦いを「○○の乱」と言います。

問 95

この戦乱の頃に生まれた下位の者が上位の者を実力で倒す行為を何と言いますか？「○○○」

問96

戦国時代、実力のある家臣や地侍が守護大名を倒して「○○大名」となっていきます。

問97

新しく領主となったこの大名たちは、領主の居城を中心とした「○○町」を建設します。

問98

戦国時代、大きな寺社の周辺に「○○町」が形成されました。

問99

足利義満が建てた、北山文化に代表される建物を何と言いますか？「○○寺」

問100

足利義政が建てた、東山文化に代表される書院造の建物を何と言いますか？「○○寺」

問 101

観阿弥、世阿弥父子が猿楽、田楽をもとに「○○」を大成させました。

問 102

浦島太郎や一寸法師などに代表される絵入りの物語を何と言いますか?「○○草子」

問 103

宋から伝わり、座禅を行ない自力で悟るという仏教の宗派は?「○○」

問 104

イスラム教徒に支配されていた聖地「○○○○○」をキリスト教徒が奪い返そうとして十字軍が遠征します。

問 105

古代ギリシャ、ローマの学問や芸術を学び直し、人間性重視の自由な文化を求めて展開された革新運動とは?「○○○○○」

問 106

モナ・リザの作者は誰？「○○○○○・○・○○○○」

問 107

コペルニクスが唱えた、地球が動いているという学説のことを何と言いますか？「○○説」

問 108

イタリアのフィレンツェにあるダビデ像の作者は誰？「○○○○○○○」

問 109

中世末から近世初期、カトリック教会が発行した罪の償《つぐな》いを免除する証書を何と言いますか？「○○符」

問 110

16世紀、ヨーロッパで展開されたキリスト教の改革運動を何と言いますか？「○○○○」

問 111

形式的な信仰を反省し、カトリックのロヨラやフランシスコ・ザビエルが中心となって「○○○○会」を設立します。

問 112

1492年、西インド諸島に到達し、アメリカ大陸発見の糸口となった人物は？「○○○○○」

問 113

1498年、喜望峰を回ってインド航路を発見した人物は？「○○○・○・○○」

問 114

スペイン国王の援助で、世界一周を達成した人物は？「○○○○」

問 115

1543年、ポルトガル人が種子島に漂着して日本に初めて伝えた物は？「○○」

問116

1549年、鹿児島に来て日本にキリスト教を伝えた人物は？「○○○○○○・○○○○」

問117

キリスト教を保護し、自らキリスト教徒になった大名を「○○○○大名」と呼びます。

問118

室町末期から江戸初期にかけて、ポルトガルやスペインなどとの間で行なわれた貿易を「○○貿易」と呼びました。

問119

1560年、織田信長は駿河の今川義元を「○○○の戦い」で破ります。

問120

1575年、織田信長は長篠の戦いで鉄砲隊を駆使し、甲斐の「○○氏」を破りました。

問 121

織田信長は琵琶湖東岸に「○○城」を築き、天下統一の本拠地としました。

問 122

1582年、織田信長が家臣の明智光秀にそむかれ、自害した事件を何と言いますか？「○○○○○」

問 123

織田信長の行なった市場の税を免除し、座の特権を廃止した制度を何と言いますか？「○○・○○」

問 124

明智光秀が織田信長を倒し天下を取って、わずか13日で倒されたことから「○○○○」と揶揄《やゆ》されます。

問 125

豊臣秀吉は石山本願寺跡地に「○○城」を築いて全国統一の本拠地としました。

問126

1582年、豊臣秀吉は年貢を正確に徴収するために「太閤○○」を始めました。

問127

豊臣秀吉は、農民らが武士に対して反抗することができないように「○○令」を出しました。

問128

織田氏と豊臣氏が政権を握っていた時代をまとめて、「○○○○時代」と言います。

問129

新興の大名や大商人の気風を反映した豪華で壮大な文化を何と言いますか。「○○文化」

問130

狩野派の代表的画人、「狩野○○」は現存する『唐獅子図屏風』などを描いています。

問 131

織田信長、豊臣秀吉に仕え、茶道を大成した人物は？「○○○」

問 132

この時代、「○○の阿国《おくに》」が始めた阿国歌舞伎と呼ばれる歌舞伎踊りが流行しました。

問 133

1588年、イギリスはスペインの「○○艦隊」を破って制海権を握ります。

問 134

16世紀末にオランダはスペインから独立を達成し、「○○○○会社」を設立しました。

問 135

戦国時代に、ヨーロッパ人による学問や芸術などがもたらされます。この文化を何と言いますか？「○○文化」

問 136

1600年、徳川家康が石田三成を倒した天下分け目の戦いは？「○○○の戦い」

問 137

1603年、徳川家康は征夷大将軍になり、「○○幕府」を開きました。

問 138

幕府が全国を幕府領と大名領に分け、土地と人民を支配した体制を何と言いますか？「○○体制」

問 139

江戸幕府は江戸の日本橋を拠点として、「○○道」という五つの陸上交通路を整備します。

問 140

京都には朝廷に関する政務を行ない、また監視を目的として「京都○○○」を置きました。

問141

関ヶ原の戦い以前からの徳川氏の家臣の大名を「○○大名」と言います。

問142

関ヶ原の戦いの後に、徳川家に従った大名を「○○大名」と言います。

問143

江戸幕府は大名を統制するために、「○○○法度」を発布しました。

問144

江戸時代、大名に原則として一年ごとに江戸と領地を行き来させたことを何と言いますか？「○○○○」

問145

武士は城下町に住み、「○○米」や俸禄《ほうろく》米で生活し、城の警備や領内の政治を行ないました。

問146

百姓は土地を持つ本百姓と、土地を持たない「○○百姓」に分かれました。

問147

江戸時代、百姓や農民を原則五戸一組にして、年貢の納入や犯罪の防止に連帯責任を負わせた制度は？「○○組」

問148

経済力のある本百姓の中から選ばれた村の長を「○○」と呼びました。

問149

徳川家康が、朱印状を与え、「○○○貿易」が行なわれました。

問150

江戸幕府はキリスト教徒の一揆をおそれ、「○○令」を出します。

問151

１６３７年、九州で天草四郎を総大将とする領民らが、厳しい禁教と重税に反対して「○○の乱」を起こします。

問152

キリスト教徒を発見する為に江戸幕府は「○○○」を行ない、キリスト教徒を処罰します。

問153

徳川家の第三代将軍は誰？

「徳川○○」

問154

１６３９年、江戸幕府は「○○○○○船」の来航を禁止しました。

問155

１６４１年、オランダとの貿易を長崎の「○○」だけに許し、鎖国体制が固まります。

問156

鎖国下での貿易は、
長崎でオランダと「○○」を相手に行なわれました。

問157

江戸時代、朝鮮との貿易は、
「○○藩」が外交に当たり、交易が行なわれました。

問158

江戸時代に開発された
新潟県にある金山を何と言うでしょう？「○○金山」

問159

江戸幕府は交通の重要地に
「○○」を置き、人々の行き来を監視しました。

問160

鉄砲の江戸への搬入と諸大名の妻女が江戸から出るのを
取り締まったことを、入り鉄砲に「○○」と言います。

問 161

大坂と江戸との間には定期航路が開かれ、「○○廻船」、樽廻船が行き来しました。

問 162

江戸は人口が百万人を超える大都市となり、「将軍の○○○○○」と呼ばれました。

問 163

商業、金融の中心地であった大坂の異名は？「天下の○○」です。

問 164

大名や旗本などが年貢米や特産物を販売するために置かれた、倉庫兼取引所を何と言いますか？「○○○」

問 165

問屋や仲買などの大商人は、「○○○」という同業組合を作りました。

問 166

貨幣の交換や預金、貸付などの仕事を行なう「○○○」が生まれました。

問 167

江戸時代、和算を発達させた数学者を「関○○」と言います。

問 168

水戸黄門としても知られる、常陸《ひたち》国水戸藩の第二代藩主は？「徳川○○」です。

問 169

上方と言われる大坂・京都を中心に発達した町人中心の文化を何と言いますか？「○○文化」

問 170

浮世草子の作者で、『日本永代蔵』や『世間胸算用』などで知られる人物は、「○○○○」です。

問 171

俳聖として知られる『奥の細道』の作者は誰？
「○○○○」です。

問 172

人形浄瑠璃、『曽根崎心中』の作者は、
「○○門左衛門」です。

問 173

菱川師宣《もろのぶ》の浮世絵の代表作は、
「○○○美人」です。

問 174

俵屋宗達・「尾形○○」らは、
華やかな装飾画を大成しました。

問 175

１６８５年、徳川綱吉は極端な動物愛護令である
「○○○○の令」を出しました。

問 176

八代将軍「徳川〇〇」は、享保の改革を主導し、様々な改革を行ないました。

問 177

享保の改革で行なった、裁判の基準を定め、公正をはかった制度を「〇〇〇御定書」と言います。

問 178

享保の改革で、庶民の意見を聞き、政治に生かすために「〇〇〇」が設置されました。

問 179

農民の生活は年貢増加と飢饉で苦しく、「〇〇一揆」が多発しました。

問 180

都市の貧しい人々は米屋や米を買い占める商人を集団で襲います。このことを「〇〇〇〇〇」と言います。

問 181

18世紀後半、老中「田沼〇〇」は、株仲間を奨励し、幕府の財政を立て直そうとしました。

問 182

1780年代から始まった「〇〇の大飢饉」は、老中・田沼の失脚につながっていきます。

問 183

老中「〇〇定信」は、1787年に寛政の改革を始めました。

問 184

寛政の改革では、幕府の学問所での「〇〇学」以外の講義を禁止しました。

問 185

江戸幕府は生活に苦しむ「〇〇」、御家人を救うために、借金を帳消しにする棄捐《きえん》令という法令を出します。

問186

江戸時代、諸藩は深刻な財政難のため、藩独自の紙幣である「○札」を発行して、財政難を乗り切ろうとします。

問187

1792年、「○○○」の使節・ラスクマンが根室に来航し、通商を求めました。

問188

江戸幕府は近藤重蔵や「○○林蔵」らに、千島・樺太などの探検を命じました。

問189

江戸時代、都市や農村では「○○屋」が作られ、子供たちを集めて「読み、書き、そろばん」を教えました。

問190

18世紀末、「○○宣長」が、『古事記伝』を著し、国学を大成させます。

問 191

徳川吉宗がキリスト教に関係ない漢訳洋書の輸入を許可したことから「○学」が発達しました。

問 192

1774年、前野良沢《りょうたく》、杉田玄白らが、「○○○○」を出版しました。

問 193

日本全国の沿岸を測量して、日本全図を作った人物は「○○○○」です。

問 194

十返舎一九が著した滑稽本《こっけいぼん》で、『○○○○膝栗毛』はベストセラーになりました。

問 195

滝沢馬琴の著した大長編読本で『南総里見○○○』は、江戸時代の伝奇小説です。

問 196

江戸俳諧中興の祖と言われ、俳画でも有名な人物とは「与謝○○」です。

問 197

「○○一茶」は俳諧として、農民の素朴な感情を詠《よ》みました。

問 198

「喜多川○○」は、『ホッピンを吹く女』などを描いた浮世絵師です。

問 199

風景画『富嶽《ふがく》三十六景』を描いた人物は「○○○○」です。

問 200

風景画『東海道五十三次』は「歌川○○」が描いた作品です。

問 201

浮世絵の大胆な構図や色彩に魅せられ、代表作『ひまわり』を描いた人物は、「○○○」です。

問 202

1825年、「異国船○○○」を出して外国船の撃退を命じ、幕府は鎖国を続けます。

問 203

天皇を敬い、外国との通商に反対し、撃退しようとする二つの思想をまとめて「○○攘夷論」と言います。

問 204

1839年、幕府は鎖国政策を批判する渡辺崋山や「高野○○」ら蘭学者を厳しく処罰します。

問 205

1837年、元役人の「○○平八郎」は、天保の飢饉で苦しむ人を助ける為に乱を起こします。

問206

1840年代に、天保の改革を行なった老中は？
「○○○○」です。

問207

天保の改革では「○○○令」で、
百姓の出稼ぎを禁止して農業に専念させました。

問208

天保の改革の上知令で幕府は、
「○○」、大坂を直轄地にし、収入を得ようとしました。

問209

天保の飢饉以降、各藩は財政が厳しくなる一方でしたが、
山口の長州藩、鹿児島の「○○藩」などは改革に成功します。

問210

フランスのモンテスキューは、
『法の精神』で「○○分立」を唱えました。

問 211

フランスのルソーは、社会契約論の中で、「○○主権」を主張しました。

問 212

1776年、アメリカは平等、自由、圧政への抵抗権などを盛り込んだ「○○宣言」を発表しました。

問 213

アメリカは州の自治を認め、その上にアメリカ全体の政府や議会がある、「○○制」を採用しました。

問 214

1789年、アメリカの初代大統領に選出された人物は？「○○○○・○○○○○」

問 215

1789年、パリの民衆がバスチーユ牢獄《ろうごく》を襲い、「○○○○革命」の口火を切りました。

問 216

フランスの国民議会は、1789年「○○宣言」を採択し、自由・平等・国民主権などを宣言しました。

問 217

1792年、フランスは王政を廃止し、「○○制」をしきました。

問 218

フランスの軍人である「○○○○○」は、ヨーロッパの大部分を征服し、皇帝になります。

問 219

工場制手工業から工場制機械工業に変わり、社会や経済の仕組みが変化したことを「○○革命」と言います。

問 220

蒸気機関を改良したイギリスの科学者は？
「ジェームズ・○○○」です。

問221

原料供給地と市場を持ったイギリスは、「世界の○○」と呼ばれました。

問222

賃金を得て働く労働者と、工場などを持つ「○○家」を中心とする社会ができました。

問223

ドイツのマルクスは資本主義を批判し、平等な社会を追及する「○○○○」国家の実現を説きました。

問224

1871年、プロイセン王国の首相「○○○○○」のもとで、ドイツ帝国が成立しました。

問225

1861年、アメリカで奴隷制をめぐり、国が二つに対立し「○○戦争」が始まりました。

問 226

1863年、アメリカの「○○○○○大統領」が、奴隷解放宣言を発表しました。

問 227

1840年、イギリスが密輸入した麻薬を清の役人が破棄したことが原因で「○○○戦争」が起きます。

問 228

1842年、清がイギリスに対して五港を開き、多額の賠償金を支払った講和条約は「○○条約」です。

問 229

1843年、清はイギリスに領事裁判権を認め、「○○自主権」のない不平等条約を結ばされました。

問 230

1851年、洪秀全《こうしゅうぜん》が、「○○天国」という国を建て、南京に都を置きました。

問 231

1853年、ペリーが黒船で「○○」に来航し、江戸幕府に開国を迫りました。

問 232

1854年、ペリーが再び来航し、幕府は「○○○○条約」を結びます。

問 233

1858年、大老・井伊直弼《なおすけ》は反対派を押さえ、朝廷の許可のないまま、「日米○○○○条約」を結びます。

問 234

1858年、大老・井伊直弼が反対派の公家や大名、藩士らを、厳しく処罰したことを「○○の大獄」と言います。

問 235

1860年、水戸藩の浪士らが、井伊直弼を暗殺した事件は「○○○○の変」です。

問 236

1862年、薩英戦争の原因となったイギリス人を殺傷した「○○事件」が起きました。

問 237

1866年、薩摩藩と長州藩が薩長同盟を結ぶ仲立ちをした人物は幕末の英雄、「○○○○」です。

問 238

1867年、徳川慶喜は「○○○○」により、政権を朝廷に返上しました。

問 239

朝廷は「○○○○」の大号令を出して、天皇の政治に戻し、幕府の廃止を宣言しました。

問 240

1868年から起こった、新政府軍と旧幕府軍による戦いを「○○戦争」と言います。

問241

江戸幕府に代わって成立した新政府が、近代国家を目指して実施した政治的・社会的改革とは？「○○○○」

問242

1868年、明治新政府は基本方針である「○○○の御誓文」を公布しました。

問243

「○○○利通」、木戸孝允らは、藩ごとの封建体制をなくす版籍奉還を行ないます。

問244

「○○○○」により藩を廃止し、府知事・県令を派遣して中央集権国家の基礎を確立しました。

問245

新政府は江戸時代の身分制度を廃止し、「○○平等」という政策を取ります。

問 246

国家の経済を発展させて、軍事力の増強を促す明治政府の政策を何と言いますか？「○○○○政策」

問 247

1871年、明治政府は不平等条約改正や欧米事情の視察を目的に、「○○使節団」を派遣します。

問 248

明治政府は官営模範工場として、群馬県に「○○製糸場」を建設しました。

問 249

1871年には、切手を貼って投函する近代的な「○○制度」が作られました。

問 250

1871年、北海道の開拓と警備をかねて、「○○○制度」を作りました。

問 251

1872年、明治政府は「○○」を公布し、6歳以上の男女全てに小学校教育を受けさせます。

問 252

1873年、明治政府は「○○令」を出して、20歳となった男子に兵役の義務を負わせます。

問 253

明治の新時代の到来を表現した言葉です。散切り頭をたたいてみれば、「○○○○」の音がする。

問 254

1872年、日本は太陰太陽暦（旧暦）をやめ、「○○暦」を採用しました。

問 255

人は生まれながらに平等であることや、学ぶことの重要性を説いた福沢諭吉の著書は？「○○○○○」

問 256

ルソーの『社会契約論』を翻訳した「中江○○」は、人権の尊重を説き、東洋のルソーと呼ばれました。

問 257

1872年、イギリスから資金と技術を導入して、新橋と横浜の間に日本最初の「○○」が開通します。

問 258

1875年、ロシアとの間で、「○○・千島」交換条約を結び、千島列島を日本領としました。

問 259

1879年、明治政府は琉球藩を廃止して、「○○県」としました。

問 260

鎖国を続ける朝鮮に対して、西郷隆盛、板垣退助らは「○○論」を唱えます。

問 261

藩閥政治に反対して、国民を政治に参加させようと起きた運動は、「○○○○運動」です。

問 262

1877年、鹿児島の士族らが、西郷隆盛を中心に起こした反乱は？「○○戦争」

問 263

1881年、板垣退助らが結成した日本最初の近代政党の党名は？「○○党」

問 264

1882年、大隈重信らが「○○改進党」を結成します。

問 265

1885年、内閣制度を創設し、初代の内閣総理大臣となった人物は？「○○○○」

問266

1889年、明治天皇が国民に与えるという形で、「○○○○○憲法」が発布されました。

問267

日本の帝国議会は、貴族院と衆議院の「○○制」でした。

問268

1890年、「教育○○」が発布され、忠君愛国の学校教育と国民の道徳の基本方針が示されます。

問269

日本最初の選挙権所有者は「満○○歳」以上の男子で、一年に直接国税を15円以上納める者に限られました。

問270

外務卿・井上馨は、「○○館」で連日舞踏会を催すなど、欧化政策を取り入れました。

問 271

1894年、外務大臣「○○宗光」が、イギリスとの間で領事裁判権の撤廃に成功します。

問 272

1894年、日本と清の間で、「○○戦争」が始まりました。

問 273

1895年、日本は清に勝利し、清と「○○条約」を結びました。

問 274

問273の条約により、日本は「○○半島」、台湾、澎湖《ほうこ》諸島の領土を得ます。

問 275

1895年、ロシア、フランス、ドイツが、日本に対して行なった勧告を「三○○○」と言います。

問 276

1897年、労働者の労働条件改善を求めて、日本初の「○○○○」が結成されます。

問 277

列強の侵略を受けた中国では、外国勢力を排外する運動が高まり、1900年「○○○事件」が起きます。

問 278

1901年、日清戦争の賠償金の一部をもとに、北九州に建設した官営の「○○製鉄所」が操業を開始しました。

問 279

1902年、ロシアに対して共通の利害関係を持つ日本とイギリスは「○○同盟」を結びます。

問 280

1904年、『君死にたまふことなかれ』を発表した女流歌人、作家は？「○○○○○」

問 281

日露戦争後の1905年、アメリカの仲介により、日本とロシアの間で「○○○○○条約」が結ばれます。

問 282

1906年、日本は南満州に鉄道事業を中心とする国策会社「○○」を設立し、勢力を拡大します。

問 283

1910年、社会主義者らが明治天皇の暗殺を企てたとして処罰された事件とは?「○○事件」です。

問 284

1910年、日本は韓国を併合して植民地とし、「朝鮮○○○」を設置して支配を進めました。

問 285

1911年、武昌での蜂起をきっかけに清朝が打倒され、中華民国が成立した革命を「○○革命」と言います。

問 286

袁世凱《えんせいがい》は「○○」と手を結び、清を滅ぼして中華民国の大総統となります。

問 287

1911年、外務大臣「小村○○○」が、アメリカ合衆国との間で関税自主権の回復に成功します。

問 288

日本初の公害と言われる「○○○○」鉱毒事件が起き、田中正造が問題解決に努めました。

問 289

戦前、少数の大資本家が多くの企業を経営して「○○」を形成し、日本の経済を支配していきます。

問 290

1920年代以降、地主と小作人の対立が生まれ、小作料の引き下げを求める「小作○○」が起こります。

問 291

フェノロサと「岡倉〇〇」は、日本画の復興に努力し、東京美術学校を設立しました。

問 292

明治時代の中頃、「黒田〇〇」が、フランスから印象派の明るい画風を伝えました。

問 293

23歳で早世しましたが、独創的な『荒城の月』や『花』などを作曲した人物は？「〇〇〇〇」

問 294

自然主義作家として、「島崎〇〇」は『破戒』などを著しました。

問 295

五千円紙幣の肖像にもなった、『たけくらべ』などを発表した人物は？「〇〇〇〇」

問 296

自然主義の文学作家で、「石川〇〇」は『一握の砂』などを著しました。

問 297

陸軍軍医であり、小説家です。『高瀬舟』『舞姫』などを著した人物は？

問 298

松山で中学校教師をしていたこともあります。『吾輩は猫である』や『坊っちゃん』を書いた作者は？

問 299

医学者、細菌学者である「北里〇〇〇」は、ペスト菌を発見しました。

問 300

黄熱病の研究をし、黄熱病で亡くなった細菌学者は？千円札の肖像にもなりました。

問 301

1882年、ドイツ、オーストリア、イタリアは、「○○○○」を結びました。

問 302

バルカン半島はいつ戦争が起こってもおかしくないことで、ヨーロッパの「○○○」と呼ばれていました。

問 303

1914年、セルビアの青年が「○○○○○○」の皇太子夫妻を暗殺したことをサラエボ事件と言います。

問 304

1917年、「○○○革命」で労働者や兵士の反乱が起き、皇帝ニコライ二世が退位し、帝政が終焉《しゅうえん》しました。

問 305

1918年、イギリスでは30歳以上の女性にも選挙権が認められ、男女の「○○選挙」が実現しました。

問 306

1919年、ドイツでは20歳以上の男女に選挙権を与えるなどの「○○○○○憲法」が定められます。

問 307

1919年、第一次世界大戦の戦後処理で連合国とドイツの間で「○○○○○条約」が締結されます。

問 308

1920年、アメリカ合衆国大統領ウィルソンの提案で世界初の国際平和機構として「○○連盟」が設立されます。

問 309

1921年、各国の軍縮と日本の海外進出を抑えるためにアメリカで「○○○○○会議」が開かれました。

問 310

1924年、「○○○○」の死後、スターリンがソビエト連邦の政権を握ります。

問311

スターリンは政治の権力を掌握し、政治権力を独占する「○○政治」を進めていきます。

問312

1927年、中国国民党の「○○○」は、南京に国民政府を樹立しました。

問313

インドで起きた非暴力・不服従運動の指導者となった人物は？「○○○○」です。

問314

1911年、「○○らいてう」たちは青鞜《せいとう》社を結成し、女性解放運動を行ないました。

問315

1912年、「尾崎○○」らは、立憲政治を守る、第一次護憲運動を行ないます。

問316

大正時代、護憲運動などの民主主義を求める動きを、「大正○○○○○○」と言います。

問317

1918年、日本で米の安売りを求め、「○○○」という暴動が各地で起こりました。

問318

1920年代に流行した、社会主義思想と結び付いた文学を何と言いましたか？「○○○○○○文学」

問319

1923年、関東で起きた地震災害を何と言いますか？「○○○○○」

問320

1925年、日本で普通選挙法が成立し、「満○○歳」以上の全ての男子に選挙権が与えられました。

問 321

１９２５年、日本政府は共産主義運動を取り締まる目的で、「○○○○法」を成立させました。

問 322

１９２７年、日本の各地の銀行が倒産し、金融界の混乱が起きたことを「○○○○」と言います。

問 323

白樺派を代表する小説家の一人で、代表作として『暗夜行路』や『城の崎にて』のある人物は？「○○○○」

問 324

代表作に『鼻』『羅生門』のある小説家は？「○○○○○」

問 325

１９２９年、アメリカの株価の暴落から始まった世界的経済不況を「○○○○○」と言います。

問 326

1933年、アメリカは不況対策として、公共事業などを行なう「○○○○○○○政策」を実施します。

問 327

1920～30年代にかけて現れた全体主義的な独裁政治を「○○○○○」と言います。

問 328

1936年、イタリアの「○○○○○○」が率いるファシスト政権はエチオピアを併合しました。

問 329

1933年、ドイツでは「○○○○」が首相になり、一党独裁を行ないます。

問 330

柳条湖事件がもとで起きた日本と中国との間の武力紛争は「○○事変」です。

問 331

1932年、政党政治に不満を持つ海軍将校らが、犬養毅首相を暗殺した事件を「○・○○事件」と言います。

問 332

1936年、陸軍将校が首相官邸や警視庁などを襲撃した事件は「○・○○事件」です。

問 333

1937年、北京郊外で起きた盧溝橋《ろこうきょう》事件がきっかけで「○○戦争」が始まりました。

問 334

1938年、日本は総力戦のため国家全ての人的・物的資源を動員できる「○○○○○法」を制定します。

問 335

1939年、ドイツはソ連を敵にすると東西に敵を持つことになるため、「独ソ○○○条約」を結びます。

問 336

1939年、ヨーロッパ全土を支配しようとするドイツは、「○○○○○」に侵攻し第二次世界大戦が始まります。

問 337

1940年、日本では全ての政党が解散して、「○○○○会」に合流しました。

問 338

1940年、ドイツ、イタリア、日本が結んだ同盟を何と言いますか？「○○○○○同盟」

問 339

第二次世界大戦中、日本は、アジアに日本を中心とする国際秩序を建設するという「○○○共栄圏」を唱えます。

問 340

アメリカ、イギリス、中国、オランダは「○○○○包囲網」を作って、日本に対する経済封鎖を行ないます。

問 341

1941年、日本は北方の安全を確保するため、ソ連と「○○○○条約」を締結しました。

問 342

1941年、日本海軍がハワイ・オアフ島の「○○○」にあるアメリカ軍基地を攻撃して、太平洋戦争が始まりました。

問 343

1943年、日本は兵力不足で、それまで徴兵を免除されていた学生が招集され出征しました。「○○出陣」と言います。

問 344

1944年、アメリカ軍がサイパンを占領し、空中からの爆弾投下などによる日本本土への「○○」が始まります。

問 345

1945年、米・英・ソの首脳が「○○○会談」を開き、ドイツの戦後処理やソ連対日参戦などを決めました。

問 346

1945年、米・英・中の名において日本に発せられた降伏勧告などの宣言を「○○○○宣言」と言います。

問 347

1945年8月6日、「○○爆弾」が広島に投下され、多くの人々が犠牲になりました。

問 348

戦後の日本では食料不足により、人々は非合法に設けられた独自の市場の「○○」で必要な物を手に入れたりしました。

問 349

戦後の日本で、米軍の本土空襲により校舎を焼失した学校が屋外で行なった授業を何と言いますか？「○○○○」

問 350

代表作に『走れメロス』や『人間失格』などがある作家は？「○○○」

問 351

戦後、「〇〇〇〇〇〇」を最高司令官とするGHQが東京に置かれました。

問 352

1945年、GHQは「〇〇主義」を排除し民主化を進めるため五大改革を指令しました。

問 353

連合国は、「極東〇〇〇〇裁判」で、戦争犯罪人として指定した日本の指導者などを裁きました。

問 354

戦後、「〇〇改革」を実施し、小作地の多くを政府が強制的に買い上げ、小作人に安く売り渡しました。

問 355

1949年、「〇〇〇」の率いる中国共産党は、農民の支持を得て中華人民共和国の成立を宣言しました。

問 356

1951年、日本は連合国との戦争状態を終結させるため、「○○○○○○○平和条約」に調印しました。

問 357

1954年、アメリカの水爆実験で、日本の漁船・第五「○○○」が被ばくし、死者が出ます。

問 358

1972年、「○○○○」首相が日中共同声明によって、中国との国交を正常化しました。

問 359

1989年、東・西ドイツで対立の象徴だった「○○○○の壁」が崩壊し、翌年ドイツが統一されました。

問 360

1991年、ソビエト連邦が崩壊し、同年「○○○連邦」が成立しました。

●第1章　中学歴史【正解】

1 ①猿人
2 ホモ・サピエンス
3 ナイル
4 ②くさび形文字
5 ローマ
6 シャカ
7 儒
8 始皇帝
9 シルクロード
10 太陰
11 縄文

12 竪穴
13 貝塚
14 土偶
15 登呂（とろ）
16 青銅
17 金印
18 蜀（しょく）
19 卑弥呼（ひみこ）
20 前方後円
21 埴輪（はにわ）
22 渡来

23 新羅（しらぎ）
24 ①推古（すいこ）
25 十七条
26 遣隋使
27 ②仏教
28 法隆寺
29 長安
30 大化の改新
31 壬申（じんしん）
32 大宝
33 平城
34 大宰府
35 和同開珎

36 防人（さきもり）
37 仏
38 東大
39 国分
40 遣唐使
41 鑑真
42 校倉（あぜくら）
43 万葉
44 古事
45 日本
46 平安
47 天台
48 空海

49 菅原道真
50 祇園
51 摂政　関白
52 古今
53 紫式部
54 清少納言
55 かな
56 浄土
57 平将門
58 九
59 三
60 平氏
61 平治

62 太政
63 源義経
64 壇ノ浦
65 征夷大将軍
66 守護
67 地頭
68 六波羅
69 執権
70 承久
71 二毛作
72 平家物語
73 借上(かしあげ)
74 武家

75 金剛力士
76 琵琶
77 方丈記
78 浄土
79 親鸞
80 臨済
81 道元
82 日蓮
83 チンギス・ハン
84 元
85 南北朝
86 足利尊氏
87 足利義満

88 荘園
89 東方見聞録
90 琉球
91 座
92 寄合
93 一向
94 応仁
95 下克上
96 戦国
97 城下
98 門前
99 金閣(鹿苑)
100 銀閣(慈照)

101 能楽
102 御伽(おとぎ)
103 禅宗
104 エルサレム
105 ルネサンス
106 レオナルド・ダ・ヴィンチ
107 地動
108 ミケランジェロ
109 免罪
110 宗教改革
111 イエズス
112 コロンブス
113 バスコ・ダ・ガマ

114 マゼラン
115 鉄砲
116 フランシスコ・ザビエル
117 キリシタン
118 南蛮
119 桶狭間
120 武田
121 安土
122 本能寺の変
123 楽市・楽座
124 三日天下
125 大坂
126 検地

127 刀狩
128 安土桃山
129 桃山
130 永徳
131 千利休
132 出雲
133 無敵
134 東インド
135 南蛮
136 関ヶ原
137 江戸
138 幕藩
139 五街

140 所司代
141 譜代
142 外様
143 武家諸
144 参勤交代
145 年貢
146 水呑
147 五人
148 庄屋
149 朱印船
150 禁教
151 島原
152 踏み絵(絵踏)

153 家光
154 ポルトガル
155 出島
156 中国
157 対馬
158 佐渡
159 関所
160 出女
161 菱垣
162 おひざもと
163 台所
164 蔵屋敷
165 株仲間

166 両替商
167 孝和
168 光圀
169 元禄
170 井原西鶴
171 松尾芭蕉
172 近松
173 見返り
174 光琳
175 生類憐み
176 吉宗
177 公事方
178 目安箱

179 百姓
180 打ちこわし
181 意次
182 天明
183 松平
184 朱子
185 旗本
186 藩
187 ロシア
188 間宮
189 寺子
190 本居
191 蘭

192 解体新書
193 伊能忠敬
194 東海道中
195 八犬伝
196 蕪村
197 小林
198 歌麿
199 葛飾北斎
200 広重
201 ゴッホ
202 打払令
203 尊王
204 長英

205 ▼ 大塩
206 ▼ 水野忠邦
207 ▼ 人返し
208 ▼ 江戸
209 ▼ 薩摩
210 ▼ 三権
211 ▼ 人民
212 ▼ 独立
213 ▼ 連邦
214 ▼ ジョージ・ワシントン
215 ▼ フランス
216 ▼ 人権
217 ▼ 共和

218 ▼ ナポレオン
219 ▼ 産業
220 ▼ ワット
221 ▼ 工場
222 ▼ 資本
223 ▼ 社会主義
224 ▼ ビスマルク
225 ▼ 南北
226 ▼ リンカーン
227 ▼ アヘン
228 ▼ 南京
229 ▼ 関税
230 ▼ 太平

231 ▼ 浦賀
232 ▼ 日米和親
233 ▼ 修好通商
234 ▼ 安政
235 ▼ 桜田門外
236 ▼ 生麦
237 ▼ 坂本龍馬
238 ▼ 大政奉還
239 ▼ 王政復古
240 ▼ 戊辰（ぼしん）
241 ▼ 明治維新
242 ▼ 五箇条
243 ▼ 大久保

244 ▼ 廃藩置県
245 ▼ 四民
246 ▼ 富国強兵
247 ▼ 岩倉
248 ▼ 富岡
249 ▼ 郵便
250 ▼ 屯田兵
251 ▼ 学制
252 ▼ 徴兵
253 ▼ 文明開化
254 ▼ 太陽
255 ▼ 学問のすゝめ
256 ▼ 兆民

257 鉄道
258 樺太
259 沖縄
260 征韓
261 自由民権
262 西南
263 自由
264 立憲
265 伊藤博文
266 大日本帝国
267 二院
268 勅語
269 25

270 鹿鳴（ろくめい）
271 陸奥（むつ）
272 日清
273 下関
274 遼東
275 国干渉
276 労働組合
277 義和団
278 八幡
279 日英
280 与謝野晶子
281 ポーツマス
282 満鉄

283 大逆
284 総督府
285 辛亥（しんがい）
286 孫文
287 寿太郎
288 足尾銅山
289 財閥
290 争議
291 天心
292 清輝
293 滝廉太郎
294 藤村
295 樋口一葉

296 啄木
297 森鷗外
298 夏目漱石
299 柴三郎
300 野口英世
301 三国同盟
302 火薬庫
303 オーストリア
304 ロシア
305 普通
306 ワイマール
307 ベルサイユ
308 国際

309▼ワシントン
310▼レーニン
311▼独裁
312▼蔣介石
313▼ガンジー
314▼平塚
315▼行雄
316▼デモクラシー
317▼米騒動
318▼プロレタリア
319▼関東大震災
320▼25
321▼治安維持

322▼金融恐慌
323▼志賀直哉
324▼芥川龍之介
325▼世界大恐慌
326▼ニューディール
327▼ファシズム
328▼ムッソリーニ
329▼ヒトラー
330▼満州
331▼五一五
332▼二二六
333▼日中
334▼国家総動員

335▼不可侵
336▼ポーランド
337▼大政翼賛
338▼日独伊三国
339▼大東亜
340▼ABCD
341▼日ソ中立
342▼真珠湾
343▼学徒
344▼空襲
345▼ヤルタ
346▼ポツダム
347▼原子

348▼闇市
349▼青空教室
350▼太宰治
351▼マッカーサー
352▼軍国
353▼国際軍事
354▼農地
355▼毛沢東
356▼サンフランシスコ
357▼福竜丸
358▼田中角栄
359▼ベルリン
360▼ロシア

第2章

あの国、あの都市、あの気候……

▶中学地理 思い出しテスト◀ 全200問

◎ 自己採点しましょう ◎

〔160問正解〕 ★★★ 大変よくできました

〔120問正解〕 ★★☆ よくできました

〔80問正解〕 ★☆☆ もう少し頑張りましょう

世界地理　29問

問1

地球の一周の長さは約何万km？
①1万km　②3万km　③4万km

問2

日本の標準時子午《しご》線は、
「○○県」明石市を通ります。

問3

日本の標準時子午線の経度は、
東経「○○○度」です。

問4

地球の大陸の数は、
いくつありますか？

問 5

地球にある大洋は三つで、太平洋、大西洋、「○○○洋」と言います。

問 6

面積が世界最大の大陸は？「○○○○○大陸」です。

問 7

面積が世界最小の大陸は？「○○○○○○大陸」です。

問 8

経度0度は本初子午線と言いますが、緯度0度は何と言いますか？「○○」

問 9

地球が太陽を中心に回っていることを、何と言うでしょう？　地球の「○○」です。

問10

各地の時刻が違うことを、何と言いますか？「○○」です。

問11

経度180度付近には「○○○○線」があり、これを越えると日付が変わります。

問12

オーストラリアは、「○○○○州」にあります。

問13

経済水域は海岸から「○○○海里」あります。

問14

国の領域には、領土、領海、「○○」があります。

問15

山を越えた暖かくて乾いた風によって、その付近の気温が上がる現象を「○○○○現象」と言います。

問16

BRICsは経済発展が著しい四ヵ国の頭文字を取って作られた名称です。その四つの国とは？

問17

ペルー沖から太平洋中部までの海水温が平年より高まる現象を「○○○○○現象」と言います。

問18

乾燥した砂漠で地下水の湧水がある所にできた「○○○○」は貴重な水の供給源です。

問19

ニッケル、クロムなどの先端産業に使われ、埋蔵量が限られる金属は何？「○○○○○」です。

問20
世界遺産は文化遺産、複合遺産、「○○遺産」の三つに分類されます。

問21
熱帯で短時間に起こる突風と猛烈な雨が降る現象を何と言いますか？「○○○○」

問22
ペルーにある世界遺産で、空中都市と呼ばれるインカ帝国の遺跡の名は？「○○○・○○○」

問23
氷河の浸食によって形成されたU字谷に海水が浸入してできた地形は「○○○○○」です。

問24
世界三大都市は、ニューヨーク、東京、「○○○○」です。

問 25
南極では12月から1月中旬ころまで、一日中太陽が沈まない「○○」となります。

問 26
地球上の位置を求める汎地球測位システムを、アルファベット三文字で何と言いますか？

問 27
アメリカやヨーロッパを中心に行なわれている、夏に時計を一時間進める制度は何？「○○○○○」

問 28
モンゴルに代表される、定住せずに家畜を移動させながら牧畜を営む人を「○○民」と言います。

問 29
世界三大宗教は、キリスト教、イスラム教、「○教」です。

世界一の国　17問

問30
国土面積が世界一大きい国は？
「○○○連邦」です。

問31
国土面積が世界一小さい国は？
「○○○○市国」です。

問32
人口が世界一多い国は？
「○○」です。

問33
世界で二番目に人口の多い国は？
「○○○」です。

問 34

かつて石油の原油確認埋蔵量が世界一位だった国は？
「○○○○○○○」です。

問 35

世界で一番大きい半島は？
「○○○○半島」です。

問 36

世界一大きい島は？
「○○○○○○」です。

問 37

世界一面積が大きい海は？
「○○○」です。

問 38

世界一長い建築物は？
「○○○○○」です。

問39
アラビア半島北西部にある世界一標高が低い塩湖は？「○○」です。

問40
世界で一番標高の高い山は？「○○○○○」です。

問41
世界で一番長い川は何ですか？「○○○川」です。

問42
世界で一番水深が深い湖は？「○○○○湖」です。

問43
現在、生産量は世界三位ですが、同時に輸入量も一位の石油消費国は？「○○○○」です。

問44

流域面積が世界最大の川は？
「○○○○川」です。

問45

世界最大の湖は？
「○○○海」です。

問46

世界で最も深い海溝は？
「○○○○海溝」です。

日本・全国 25問

問47

西日本と東日本。この二つの境目を、
「○○○○○○○」と言います。

問48

日本の南端は沖ノ鳥島。では、北端の島は？
ロシアに実効支配されています。「○○島」

問49

地図上の同じ高さの所を結んだ線を、
「○○線」と言います。

問50

現在、日本の人口が二番目に多い都道府県は？
「○○○県」です。

問51

日本最大の面積と貯水量を持つ湖は、
「○○湖」です。

問52

日本の穀物としてのトウモロコシの自給率は？
①0％　②20％　③50％

問53

北海道の気候帯は？
①温帯　②冷帯（亜寒帯）　③寒帯

問54

太平洋側の北から来る海流を親潮、南から来る海流を「○○」と言います。

問55

日本三大都市は、東京、大阪、「○○○」です。

問56

日本で一番漁獲量の多い都道府県は？「○○○」です。

問57

自然災害による被害を予測し、被害範囲を地図化したものを「○○○○マップ」と言います。

問 58

日本の食料自給率（22年度カロリーベース）は約何%？
①20%　②40%　③60%

問 59

日本の国土は、四分の「○」が山地である。
①一　②二　③三

問 60

日本で一番深い湖は？
①洞爺湖　②田沢湖　③本栖湖

問 61

日本とロシアの間に存在する領土問題は？
「○○○○」問題です。

問 62

関東から北九州までの帯状の工業地域、工業地帯を、
「太平洋○○○」と言います。

問63
日本政府が決めた人口50万人以上の大都市を何と言いますか？「〇〇〇〇都市」

問64
河口に土や砂が積もった地形を「〇〇〇」と言います。

問65
資源に乏しい日本は原料を輸入して製品を輸出する「〇〇貿易」で経済発展しました。

問66
安い賃金の国へ工場移転が進むと、産業の「〇〇化」が心配です。

問67
日本の耕地の半分以上は「〇〇」です。特に東北、北陸、北海道などで盛んです。

問68
松島、天橋立、宮島（厳島）の三つは、名勝地であることから「○○○○」と呼ばれています。

問69
瀬戸内海などで発生するプランクトンの異常増殖により海面が赤く濁る現象を「○○」と言います。

問70
都市化に伴う環境の変化から周辺地域よりも気温が高くなることを「○○○○○○○現象」と言います。

問71
第一次日本南極地域観測隊によって開設された南極にある気象観測基地を何と言いますか？「○○基地」

日本・北海道／東北 11問

問72
北海道北東部にある海は？
「○○○○○海」です。流氷が押し寄せます。

問73
北海道の道庁所在地は？
「○○市」です。時計台が有名です。

問74
北海道の先住民族は、
「○○○民族」です。白老《しらおい》の民族博物館が有名。

問75
北海道と本州の間にある海峡を
「○○海峡」と言います。

問76
１９６４年に国立公園に指定された
北海道東部にある半島は？「○○半島」です。

問 77

東北の「○○海岸」は、リアス式海岸で有名です。

問 78

さくらんぼの生産量が日本一の県は？「○○県」です。

問 79

りんごの生産量が日本一の県は？「○○県」です。

問 80

日本で二番目に面積の大きい都道府県は？「○○県」です。

問 81

なまはげという伝統的な民俗行事を行なう県は？「○○県」です。

問82
つぶしたご飯を棒に巻き付けて焼く、東北の郷土料理と言えば？「○○○○○」

日本・関東／中部 14問

問83
流域面積が日本一の川は？「○○川」です。

問84
関東地方の台地、丘陵を覆うローム層は、「○○○」でできた赤土層です。

問85
成田国際空港は何県にある？「○○県」です。

問86
メロンの生産量が日本一の都道府県は？
「○○県」です。

問87
神奈川県にある日本有数の国際貿易港は、
「○○港」です。

問88
梨の妖精「ふなっしー」で有名な船橋市がある県は？
「○○県」です。

問89
関東地方の南東部にある太平洋に面した半島は？
「○○半島」です。

問90
日本最大の観覧車があるのは
東京・江戸川区の「○○○○公園」です。

問91

中部地方の飛騨、木曽、赤石山脈の総称を「日本○○○○○」と言います。

問92

日本一長い川は、長野県と新潟県を流れる「○○川」です。

問93

愛知県の「○○市」は、日本一の自動車工業都市です。

問94

新潟県魚沼地域で収獲されるお米のブランドは、魚沼「○○○○○」と言います。

問95

富士山は、静岡県と「○○県」にまたがっています。

問96
富士山の標高は？
①4291m　②3663m　③3776m

日本・近畿／中国　9問

問97
近畿地方にある24時間運用で有名な国際空港は？
「○○国際空港」です。

問98
三重県の県庁所在地は？
「○市」です。

問99
みかんの生産量が日本一の都道府県は？
「○○○県」です。

問 100

工芸品の西陣織が有名な都道府県は？「○○府」です。

問 101

兵庫県にある世界文化遺産に登録されている「○○城」は、別名で白鷺《しらさぎ》城と呼ばれています。

問 102

中国地方にある中国山地。その北側は山陰ですが、南側は「○○」です。

問 103

原爆ドームのある都道府県は？「○○県」です。

問 104

山陰海岸国立公園にある日本最大の砂丘は？「○○砂丘」です。

問105
岡山県と香川県を結ぶ橋の総称は「○○」大橋。本州四国連絡橋の一つです。

日本・四国 4問

問106
香川県の県庁所在地は？「○○市」です。栗林《りつりん》公園が有名です。

問107
四国遍路《へんろ》は何ヵ所を巡礼するでしょうか？
①六十六ヵ所　②八十八ヵ所　③百八ヵ所

問108
1998年、「○○○○大橋」で、兵庫県神戸市と淡路市が結ばれました。

問 109

小麦やにぼしの特産地であったことから、香川県で多く作られるようになった料理は？「○○うどん」

日本・九州　8問

問 110

九州地方にある「○○山」は、世界最大級のカルデラがあります。

問 111

さつまいもの生産量が日本一の都道府県は？「○○○県」です。

問 112

沖縄にあるアメリカ軍基地の「○○○基地」は、移設問題が起きています。

問113
鹿児島県にある活火山で有名な島は？
「○○」です。

問114
本州と九州の間にある海峡は？
「○○海峡」です。

問115
日本で一番島の多い都道府県は？
「○○県」です。

問116
縄文杉で有名な、世界遺産に登録された鹿児島にある島は？「○○島」です。

問117
熊本県と福岡県、佐賀県、長崎県に挟まれた海は？
「○○海」です。

世界・中国 6問

問118

中国の人口の9割は、「○民族」です。

問119

中国南部には外国の資本を導入する目的で作られた「経済○○」があります。

問120

中国の北西にある砂漠は、「○○○○○○砂漠」です。

問121

中国の二大河川のうち、北にあるのは？
①長江　②黄河

問122

1997年にイギリスから中国に返還された都市は？
「○○」です。

問123

海外に進出した移民で、インド人は印僑《いんきょう》ですが、中国人は「○○」です。

世界・韓国、アジア　10問

問124

韓国の正式名称は何と言いますか？
「○○○○」です。

問125

韓国の女性の民族衣装は、
「○○・○○○○」と言います。

問126

北朝鮮と韓国を分ける国境線を「○○○」線と言います。

問127

韓国の伝統的な漬物は？「○○○」です。

問128

日本のバナナの最大の輸入相手国は？「○○○○○」です。

問129

世界最大の米輸出国は？「○○」です。

問130

サウジアラビアにあるイスラム教徒の聖地は、「○○○」とメディナです。

問131

インドの大部分を占める宗教は？
「○○○○教」です。

問132

1989年までビルマという国名だった国は？
「○○○○○」です。

問133

チベット高原が源流でベトナムを通り南シナ海に抜ける
東南アジア最大の国際河川は？「○○○川」です。

世界・オーストラリア　4問

問134

2000年にオリンピックが開催された
オーストラリアの都市は？「○○○○」です。

問135
オーストラリアにある世界最大級のサンゴ礁は？
「○○○○○○○リーフ」です。

問136
オーストラリアの先住民は？
「○○○○○○人」です。

問137
ボーキサイトは「○○○○○○○」の原料で、オーストラリアで主に生産されています。

世界・アフリカ　9問

問138
アフリカ大陸北部にある世界最大の砂漠は？
「○○○砂漠」です。

問 139

コートジボワールが世界最大の生産国で、チョコレートの原料になっているものは？「○○○」

問 140

アイアイなどで有名な多様な生物がいる、アフリカの南東に存在する島国は？「○○○○○○」

問 141

金、ダイヤモンドなどの鉱物資源が豊富なアフリカの国は？「○○○○○共和国」です。

問 142

人間の顔とライオンの体を持つエジプトのシンボルと言えば？「○○○○○」

問 143

エジプトの王家の墓として有名な古代遺跡は、キザの「三大○○○○○」です。

問144
アフリカ大陸の最高峰の山は？
「○○○○○○○」です。

問145
アフリカで一番大きな湖は、
「○○○○○湖」です。

問146
反アパルトヘイト運動に身を投じた「○○○○氏」は、
南アフリカ共和国の黒人初の大統領に就任しました。

世界・ヨーロッパ　13問

問147
原子力発電が、電力の約八割を占める
ヨーロッパの国は？「○○○○」です。

問148
ヨーロッパは南西から吹く
「○○風」の影響で、冬でも温暖です。

問149
EUの共通通貨は？
「○○○」です。

問150
西ヨーロッパで一番土地面積が広い国は？
「○○○○」です。

問151
スペインは「○○○○○」の生産が世界最大で、
食用油としても料理に欠かせません。

問152
ヨーロッパ最大のブドウ生産国は？
「○○○○」です。

問153

ロシア国内を東西に横断する世界一長い鉄道は「○○○○鉄道」です。

問154

現ウクライナで起きた原発事故は、「○○○○○○」原子力発電所事故と言います。

問155

森と湖の国と言われ、大部分が森林である北欧の国は「○○○○○」です。

問156

国土の四分の一が海面より低い国は？「○○○○」です。

問157

イタリアのピサ市にある「ピサの○○」は、大理石でできた鐘楼《しょうろう》です。

問158
ヨーロッパの国際河川でスイスからドイツ、オランダを通る川を「〇〇〇川」と言います。

問159
世界の標準時を決める基準となる地は、ロンドン郊外の「〇〇〇〇〇天文台」です。

世界・アメリカ　9問

問160
アメリカの自由と民主主義の象徴である像の名前は？「〇〇〇〇〇像」です。

問161
アメリカ国内で一番長い川は？「〇〇〇〇〇川」です。

問 162

アメリカ五大湖のうち、一番面積の大きい湖は？
①ミシガン湖　②スペリオル湖　③オンタリオ湖

問 163

アメリカは世界的に農産物を輸出していることから、世界の「○○○」と呼ばれています。

問 164

カジノで有名なアメリカの都市は？
「○○○○○」です。

問 165

北アメリカ大陸西部を南北に走る山脈は？
「○○○○山脈」です。

問 166

サンフランシスコ郊外の半導体関連企業が密集している地帯を「○○○○○○○」と言います。

問167

アメリカにある州の数は？

①45　②50　③53

問168

アメリカ合衆国の面積は日本の約何倍？

①20倍　②25倍　③30倍

世界・南米　4問

問169

ラテンアメリカの人種構成は複雑であることから、人種の「○○○」と呼ばれています。

問170

ラテンアメリカで人口と面積が最大の国は？

「○○○○」です。

問171 モアイ像で有名な島の名前は？
①ヨースター島　②イースター島　③トースター島

問172 南アメリカ南部にある南北に細長い国は、「○○共和国」です。

日本・難読地名 18問

次の地名の読み方は？（　）内は所属する都道府県

問173 長万部（北海道）「○○○○○○」

問174 稚内（北海道）「○○○○○」

問175 弘前（青森県）「○○○○」

問176
八戸（青森県）「〇〇〇〇」

問177
羽生（埼玉県）「〇〇〇〇」

問178
長瀞（埼玉県）「〇〇〇〇」

問179
小菅（東京都）「〇〇〇」

問180
御徒町（東京都）「〇〇〇〇〇」

問181
国府津（神奈川県）「〇〇〇〇」

問182
右左口（山梨県）「〇〇〇〇」

問183
焼津（静岡県）「〇〇〇」

問184
凸清水（愛知県）「〇〇〇〇〇」

問185
飛鳥（奈良県）「〇〇〇」

問186
明石（兵庫県）「〇〇〇」

問187
因島（広島県）「〇〇〇〇〇」

問188
球磨（熊本県）「〇〇」

問189
出水（鹿児島県）「〇〇〇」

問 190
西表島（沖縄県）「〇〇〇〇〇〇〇〇」

世界・首都 10問

問 191
エジプトの首都は？「〇〇〇〇」

問 192
ロシアの首都は？「〇〇〇〇〇」

問 193
カナダの首都は？「〇〇〇〇」

問 194
ギリシャの首都は？「〇〇〇」

問 195
タイの首都は？「〇〇〇〇」

問196 中国の首都は?「○○」

問197 ケニアの首都は?「○○○○」

問198 オランダの首都は?「○○○○○○○○」

問199 ドイツの首都は?「○○○○」

問200 アメリカの首都は?「○○○○○○D.C.」

●第2章　中学地理【正解】

世界地理

1 ③4万㎞
2 兵庫
3 135
4 六つ
5 インド
6 ユーラシア
7 オーストラリア
8 赤道
9 公転
10 時差
11 日付変更
12 オセアニア
13 200
14 領空
15 フェーン
16 ブラジル、ロシア、インド、中国
17 エルニーニョ
18 オアシス
19 レアメタル
20 自然
21 スコール
22 マチュ・ピチュ
23 フィヨルド
24 ロンドン
25 白夜
26 GPS
27 サマータイム
28 遊牧
29 仏

世界一の国

30 ロシア
31 バチカン
32 中国
33 インド
34 サウジアラビア
35 アラビア
36 グリーンランド
37 太平洋
38 万里の長城
39 死海
40 エベレスト
41 ナイル
42 バイカル
43 アメリカ
44 アマゾン

45 カスピ
46 マリアナ

日本・全国

47 フォッサマグナ
48 択捉（えとろふ）
49 等高
50 神奈川
51 琵琶
52 ①0％
53 ②冷帯（亜寒帯）
54 黒潮
55 名古屋
56 北海道
57 ハザード
58 ②40％
59 ③三
60 ②田沢湖
61 北方領土
62 ベルト
63 政令指定
64 三角州
65 加工
66 空洞
67 水田
68 日本三景
69 赤潮
70 ヒートアイランド
71 昭和

日本・北海道／東北

72 オホーツク
73 札幌
74 アイヌ
75 津軽
76 知床
77 三陸
78 山形
79 青森
80 岩手
81 秋田
82 きりたんぽ

日本・関東／中部

83 利根
84 火山灰
85 千葉
86 茨城
87 横浜
88 千葉
89 房総
90 葛西臨海

91 アルプス
92 信濃
93 豊田
94 コシヒカリ
95 山梨
96 ③3776m

日本・近畿／中国

97 関西
98 津
99 和歌山
100 京都
101 姫路
102 山陽
103 広島
104 鳥取
105 瀬戸

日本・四国

106 高松
107 ②八十八ヵ所
108 明石海峡
109 讃岐

日本・九州

110 阿蘇
111 鹿児島
112 普天間
113 桜島
114 関門
115 長崎
116 屋久
117 有明

世界・中国

118 漢
119 特区
120 タクラマカン
121 ②黄河
122 香港
123 華僑

世界・韓国、アジア

124 大韓民国
125 チマ・チョゴリ
126 38度
127 キムチ
128 フィリピン
129 タイ
130 メッカ
131 ヒンズー
132 ミャンマー

133 メコン

世界・オーストラリア

134 シドニー
135 グレートバリア
136 アボリジニー
137 アルミニウム

世界・アフリカ

138 サハラ
139 カカオ
140 マダガスカル
141 南アフリカ
142 スフィンクス
143 ピラミッド
144 キリマンジャロ
145 ビクトリア
146 マンデラ

世界・ヨーロッパ

147 フランス
148 偏西
149 ユーロ
150 フランス
151 オリーブ
152 イタリア
153 シベリア
154 チェルノブイリ
155 フィンランド
156 オランダ
157 斜塔
158 ライン
159 グリニッジ

世界・アメリカ

160 自由の女神
161 ミシシッピ
162 ②スペリオル湖
163 食料庫
164 ラスベガス
165 ロッキー
166 シリコンバレー
167 ②50
168 ②25倍

世界・南米

169 るつぼ
170 ブラジル
171 ②イースター島
172 チリ

日本・難読地名

173 おしゃまんべ
174 わっかない
175 ひろさき
176 はちのへ
177 はにゅう
178 ながとろ
179 こすげ
180 おかちまち
181 こうづ
182 うばぐち
183 やいづ
184 でこしみず
185 あすか

186 あかし
187 いんのしま
188 くま
189 いずみ
190 いりおもてじま

世界・首都

191 カイロ
192 モスクワ
193 オタワ
194 アテネ
195 バンコク
196 北京

197 ナイロビ
198 アムステルダム
199 ベルリン
200 ワシントン

第3章

社会生活、政治経済、法律……

▶中学公民　思い出しテスト◀
全100問

◎ 自己採点しましょう ◎

〔80問正解〕　★★★ 大変よくできました
〔60問正解〕　★★☆ よくできました
〔40問正解〕　★☆☆ もう少し頑張りましょう

問1
戦後日本において、白黒テレビ、洗濯機、冷蔵庫は人気商品となり、「三種の○○」と呼ばれました。

問2
1960年代、クーラー、カラーテレビ、自動車が新たな人気商品となり、頭文字からとって「○○」と呼ばれます。

問3
国民総生産をアルファベット三文字で何と言いますか？
「○○○」です。

問4
日本は65歳以上の人口が増加している
「○○○社会」となっています。

問5
国境を越えて人、商品、資金、情報などが行き来する世界の一体化の動きを「○○○○○化」と言います。

問6

複数の国にわたって生産・販売拠点を持つ世界的な企業のことを「○○○企業」と言います。

問7

地球の大気や海洋の平均温度が長期的に上昇することを、「地球○○○」と言います。

問8

大量の情報が生産され、生活・産業に大きな役割を果たす社会を「○○社会」と言います。

問9

貧困者を救い、所得を補償し医療や介護などの社会サービスを給付する制度が「○○○○制度」です。

問10

障害のある人や高齢者でも安全に行動できる環境を作ることを「○○○フリー」と言います。

問11

毎年同じ時期に行なわれる行事、祭事を、「○○行事」と言います。

問12

工芸技術や音楽などの形のない歴史、芸術上価値の高いものを「○○文化財」と言います。

問13

夫婦だけ、または親と未婚の子供からなる家族を、「○家族」と言います。

問14

天皇は日本国や日本国民統合の「○○」であって、その地位は、主権者である日本国民の総意に基づく。

問15

人間が生まれながらにして持つ、侵すことのできない永久の権利を「○○○人権」と言います。

問16
憲法の改正には「○○○○」で、過半数の賛成が必要です。

問17
憲法「○条」は戦争の放棄、戦力の不保持、交戦権の否認を定め、平和主義を取り入れた憲法です。

問18
軍隊を軍人ではない政治家が統制する民主主義の原則を「○○統制」と言います。

問19
自衛隊の最高指揮権を持つ人は？
①防衛大臣　②統合幕僚長　③内閣総理大臣

問20
1950年に設置された「○○○隊」は、1954年に自衛隊となりました。

問21

日本の防衛の為に結ばれた「日米○○○○条約」は、１９６０年に新条約に改訂されました。

問22

核兵器を「持たず、作らず、持ち込ませず」という日本政府の基本方針は「○○三原則」です。

問23

裁判を受ける権利を裁判権と言いますが、政治に参加する権利は「○○権」です。

問24

日本国憲法には国民の三大義務と呼ばれる、教育の義務、勤労の義務、「○○の義務」があります。

問25

憲法では、全ての国民は法の下に「○○」であり、人種や性別、社会的身分などを理由に差別されない、と定められています。

問26

日本には信教の自由を保障し、宗教の特権や権力行使を認めない厳格な「○○分離」があります。

問27

国が生活に困窮する国民に対し、最低限度の生活を保障し自立を助長する法律を「○○○○法」と言います。

問28

労働三法の一つで、労働条件の最低基準を定めた法律は「○○○法」です。

問29

国民が国や地方公共団体などに対して、政治や行政についての情報公開を要求できる権利を「○○権利」と言います。

問30

情報化が進む中で、私生活をみだりに公開されない「○○○○○○」の権利が主張されるようになりました。

問31

民主主義における主要な考え方の一つで、賛同する者が最も多い案を採択する原理を「○○○の原理」と言います。

問32

国会や地方の議員、首長を公選するための選挙について定めた法律を「○○選挙法」と言います。

問33

満25歳以上で選挙に立候補できるのは？

①衆議院議員　②参議院議員

問34

各政党の得票に応じて議席を分配する選挙制度を、「○○○○制」と言います。

問35

各選挙区間で、当選するために必要な得票数が異なることを「○○の格差」と言います。

問36

選挙の期日に行けない有権者が前もって投票できる制度は「○○○投票」です。

問37

政党が掲げる選挙公約を外来語で、「○○○○○」と言います。

問38

複数の政党で政権を担当することを、「○○政権」と言います。

問39

政党の腐敗防止を目的として、政治団体の収支の公開を義務付けた法律は「政治○○○○法」です。

問40

国会は国権の最高機関で、国の唯一の「○○機関」です。

問41

衆議院の任期は四年ですが、参議院の任期は「○年」です。

問42

国会には毎年一回150日の間、開かれる「○○国会」があります。

問43

解散による総選挙後、30日以内に特別国会を開き、「○○○○大臣」の指名の議決を行ないます。

問44

憲法では内閣が必要と認め、またはいずれかの議院の総議員の四分の一以上の要求があれば「○○国会」が召集できます。

問45

国会議員は議院で行なった演説や言論、表決について院外で責任を問われない「○○特権」があります。

問46

国などが重要な事項を決定する際、利害関係にある人や、一般の意見を聴取する「○○会」が開かれることがあります。

問47

両議院には国の政治がどのように行なわれているかを調べる「○○調査権」があります。

問48

裁判所や国の機関などが事実を問いただすために、証人を呼び出すことを「証人○○」と言います。

問49

内閣「○○○」決議案が可決された場合は、内閣は総辞職するか、衆議院の解散をしなければならない。

問50

内閣総理大臣は、「○○大臣」を任命し、罷免する権利を有します。

問51

独占禁止法などの運用にあたる委員会を、「○○○○委員会」と言います。

問52

国家「○○委員会」は、警察管理機関であり、警察庁を管理します。

問53

社会福祉や公衆衛生、労働者の働く環境整備、職業の確保などの任務を担当する行政機関は「○○○○省」です。

問54

教育の振興や、学術、スポーツおよび文化の振興などを行なう行政機関は「○○○○省」です。

問55

国家権力を立法権、行政権、司法権の三つに分散し、独立した機関に分担させることを「三権○○」と言います。

問56
司法権の最高機関である「○○裁判所」は、全国で一ヵ所しか存在しません。

問57
一つの事件について、裁判を三回まで求められることを「○○制」と言います。

問58
刑事事件の取り調べにおいて、供述を拒否できる権利は「○○権」です。

問59
犯罪の嫌疑を受けて起訴された者を「○○人」と言います。

問60
国民が刑事裁判に参加し、裁判官とともに審理に参加する制度を何と言いますか？「○○○制度」

問61
家庭事件を扱う家事審判部と、少年事件を扱う少年審判部に分かれる裁判所は、「○○裁判所」です。

問62
国会で作られた法律などが違憲ではないか審査する裁判所の権限を「○○○○審査権」と言います。

問63
第一審の判決に不服のある者は控訴でき、第二審の判決に不服のある者は「○○」できます。

問64
裁判所に「○○○」を請求し、これが認められれば、被疑者を逮捕できます。

問65
使途が特定される国庫支出金に対して、地方公共団体が自由に使える交付金を「地方○○税」と言います。

問66
自治体の不正を監視したり告発したりする市民組織を、「市民○○○○○○」と言います。

問67
製造物責任法の略称で、製造者の責任を定めた法律をアルファベット二文字で「○○法」と言います。

問68
住民の意思で知事や首長、地方議員などに対して解職を求めることができる制度が「○○○○権」（リコール）です。

問69
株式や債券の売買取引を行なうための組織を、「○○○○所」と言い、東京、ニューヨーク、パリなどにある。

問70
割賦販売や訪問販売などで、契約後一定期間内であれば、契約を解除できる制度を「○○○○○○○制度」と言います。

問71

信販会社などがカードを供与した会員の買い物代金を、立て替えて支払うことを「販売○○」と言います。

問72

地方公共団体が設置し、事業者に対する消費者の苦情相談を受ける行政機関は「○○○○センター」です。

問73

少数の企業が生産や販売市場を支配する状態を「○○」と言います。

問74

銀行に預けてある通貨を何と言いますか？

①現金通貨　②電子通貨　③預金通貨

問75

物価が継続的に上がる現象を何と言いますか？

①インフレーション　②デフレーション

問76

水道、電気、ガス、通信など国民の生活に深く関係し、公益性の強いものの料金を「○○料金」と言います。

問77

所得税などで採用されている課税対象の額が大きくなるほど税率が高くなる仕組みを「○○課税」と言う。

問78

税金を納める人と負担する人が異なる税金を何と言いますか？

①直接税　②間接税

問79

直接税は次のうちどれ？

①所得税　②消費税　③関税

問80

同一業種の企業同士で価格や生産量などについて協定を結ぶことを「○○○○」と言います。

問81
独自の技術や新製品を展開する新興企業を「○○○○○企業」と言います。

問82
銀行や信用金庫など、資金の供給、仲介などを行なう機関を「○○機関」と言います。

問83
近年、フロンガスなどによる「○○○層」の破壊で、人体に有害な紫外線が増加しています。

問84
北半球の先進工業国と南半球の発展途上国との経済格差による問題を、「○○問題」と言います。

問85
自国通貨と外国通貨の交換比率を、「○○相場」と言います。

問86
国際連合の主要な討議機関の一つである「国連○○」は、全ての加盟国で構成されます。

問87
1980年代後半に起きた株価や地価が、泡が膨らむように上昇した現象を「○○○経済」と言います。

問88
国連の中で、最も大きな権限を持つ、世界の平和と安全維持の為の機関を「○○○○理事会」と言います。

問89
国連の常任理事国は、アメリカ、ロシア、イギリス、「○○○○」、中国の五ヵ国で構成されています。

問90
発展途上国の子供の教育や医療などの支援活動を行なう、国連が設置した機関をカタカナ四文字で何と言う？

問91

国連の専門機関であり、世界遺産の登録や、保護などを行なう機関は「○○○○」です。

問92

1948年に設立された世界保健機関を、アルファベット三文字で何と言いますか？

問93

通貨と為替相場の安定・自由化を目指す国際通貨基金を、アルファベット三文字で何と言いますか？

問94

自由貿易促進を目的として設立された世界貿易機関を、アルファベット三文字で何と言いますか？

問95

基準となる年の物価を100とし、以後の物価をそれに対する数値で表したものを「物価○○」と言います。

問96

間接的に紛争解決をうながす国連平和維持活動を、アルファベット三文字で何と言いますか？

問97

勤労者同士で雇用を分け合うことを、「○○○」シェアリングと言います。

問98

国が発行する債券である「○○」は、日本では発行残高が700兆円を超えています。

問99

国、公共団体の一会計年度における収入を「○○」と言います。

問100

国際的な活動を行なう民間で作られた非政府組織をアルファベット三文字で何と言いますか？

●第3章　中学公民【正解】

1 ▼ 神器
2 ▼ 3C
3 ▼ GNP
4 ▼ 高齢化
5 ▼ グローバル
6 ▼ 多国籍
7 ▼ 温暖化
8 ▼ 情報（IT）
9 ▼ 社会保障
10 ▼ バリア
11 ▼ 年中

12 ▼ 無形
13 ▼ 核
14 ▼ 象徴
15 ▼ 基本的
16 ▼ 国民投票
17 ▼ 九
18 ▼ 文民
19 ▼ ③内閣総理大臣
20 ▼ 警察予備
21 ▼ 安全保障
22 ▼ 非核

23 ▼ 参政
24 ▼ 納税
25 ▼ 平等
26 ▼ 政教
27 ▼ 生活保護
28 ▼ 労働基準
29 ▼ 知る
30 ▼ プライバシー
31 ▼ 多数決
32 ▼ 公職
33 ▼ ①衆議院議員
34 ▼ 比例代表
35 ▼ 一票

36 ▼ 期日前
37 ▼ マニフェスト
38 ▼ 連立
39 ▼ 資金規正
40 ▼ 立法
41 ▼ 六
42 ▼ 通常
43 ▼ 内閣総理
44 ▼ 臨時
45 ▼ 免責
46 ▼ 公聴
47 ▼ 国政
48 ▼ 喚問

49 不信任
50 国務
51 公正取引
52 公安
53 厚生労働
54 文部科学
55 分立
56 最高
57 三審
58 黙秘
59 被告
60 裁判員
61 家庭

62 違憲立法
63 上告
64 逮捕状
65 交付
66 オンブズマン
67 PL
68 解職請求
69 証券取引
70 クーリングオフ
71 信用
72 消費生活
73 寡占
74 ③預金通貨

75 ①インフレーション
76 公共
77 累進
78 ②間接税
79 ①所得税
80 カルテル
81 ベンチャー
82 金融
83 オゾン
84 南北
85 為替
86 総会
87 バブル

88 安全保障
89 フランス
90 ユニセフ
91 ユネスコ
92 WHO
93 IMF
94 WTO
95 指数
96 PKO
97 ワーク
98 国債
99 歳入
100 NGO

●ど忘れ現象を防ぐ会

歳を重ねるにつれ、思い出しづらくなっていく記憶や情報、知識を、どうすればスムーズに思い出せるのか、忘れっぽい脳の鈍化をどう防ぐのかを、日々ゲーム感覚で研鑽している中高年の研究会。会員には、ライターや編集者、介護職員、会社役員、飲食店店主など、多士済々のメンバーが名を連ねている。代表者は、元・総合出版社の編集総責任者の松田順三が務める。

著書に『もの忘れ、認知症にならない思い出しテスト』『もの忘れ、認知症にならない 昭和 思い出しテスト』『もの忘れ、認知症にならない 漢字 思い出しテスト』『もの忘れ、認知症にならない 新 思い出しテスト』（いずれも弊社刊）がある。

カバーデザイン▶中村　聡
本文デザイン▶鈴木　充
製　作　協　力▶HIROKI
編　集　協　力▶オフィス朋友

60歳からの脳トレ
もの忘れ、認知症にならない中学社会 思い出しテスト

2014年 6 月 2 日　第1刷発行
2015年 5 月12日　第6刷発行

編　者――ど忘れ現象を防ぐ会

発行人――杉山　隆

発行所――コスモ21
〒171-0021　東京都豊島区西池袋2-39-6-8F
☎03（3988）3911
FAX03（3988）7062
URL http://www.cos21.com/

印刷・製本――日経印刷株式会社

ISBN978-4-87795-290-7 C0030